BEI GRIN MACHT SICH IHR WISSEN BEZAHLT

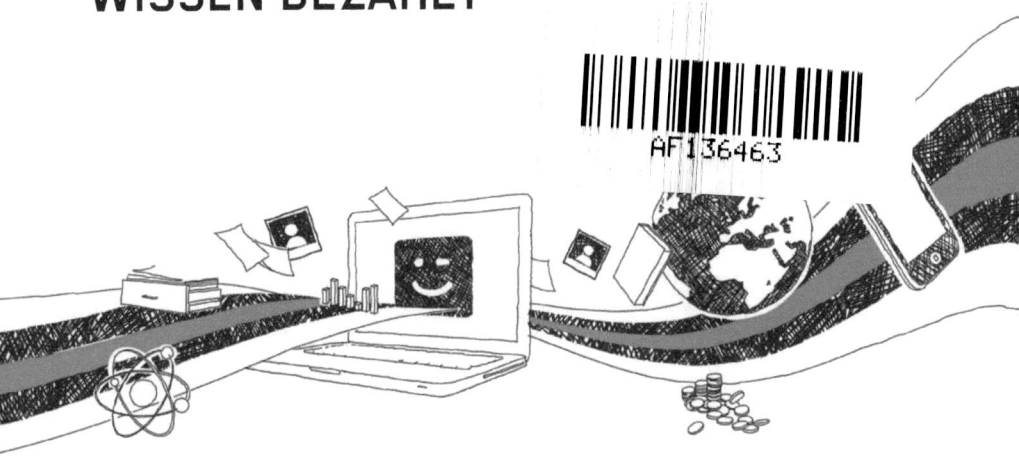

AF136463

- Wir veröffentlichen Ihre Hausarbeit, Bachelor- und Masterarbeit

- Ihr eigenes eBook und Buch - weltweit in allen wichtigen Shops

- Verdienen Sie an jedem Verkauf

Jetzt bei www.GRIN.com hochladen und kostenlos publizieren

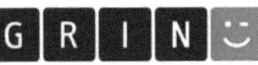

Altersgerechte Arbeitsorganisation. Eine Herausforderung für die betriebliche Gesundheitsförderung

Gabriele Sprenger

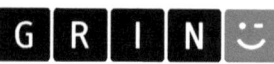

Bibliografische Information der Deutschen Nationalbibliothek:

Die Deutsche Nationalbibliothek verzeichnet diese Publikation in der Deutschen Nationalbibliografie; detaillierte bibliografische Daten sind im Internet über http://dnb.d-nb.de abrufbar.

ISBN: 9783346689689
Dieses Buch ist auch als E-Book erhältlich.

Druck und Bindung: Books on Demand GmbH, Norderstedt Germany
Gedruckt auf säurefreiem Papier aus verantwortungsvollen Quellen

Das vorliegende Werk wurde sorgfältig erarbeitet. Dennoch übernehmen Autoren und Verlag für die Richtigkeit von Angaben, Hinweisen, Links und Ratschlägen sowie eventuelle Druckfehler keine Haftung.

Das Buch bei GRIN: https://www.grin.com/document/1254009

ALTERSGERECHTE ARBEITSORGANISATION
eine Herausforderung für die betriebliche Gesundheitsförderung

Hausarbeit
Universität Bielefeld - Fakultät für Gesundheitswissenschaften
Weiterbildender Fernstudiengang
Master of Health Administration
studienbegleitende Prüfung

erstellt von: Dr. Gabriele Sprenger

vorgelegt am: 10.08.2021

Inhalt

I

Abkürzungsverzeichnis

AU	Arbeitsunfähigkeit
AOK	Allgemeine Ortskrankenkasse
AR	Augmented-Reality
ArbSchG	Arbeitsschutzgesetz
bzw.	beziehungsweise
DGUV	Deutsche Gesetzliche Unfallversicherung
GKV	Gesetzliche Krankenversicherung
IKK	Innungs-Krankenkasse
RV	Rentenversicherung
S.	Seite
SGB	Sozialgesetzbuch
u.	und
WHO	World Health Organization (Weltgesundheitsorganisation)
z. B.	zum Beispiel

Tabellenverzeichnis

1. Einführung in das Thema und Fragestellung

Die Arbeit zu organisieren ist Chefsache (Rudow 2014, S. 331ff.). In Bauhandwerksbetrieben übernimmt dies meist der Inhaber, Meister, Kolonnenführer oder Vorarbeiter[1]. Die Arbeit wird so organisiert, dass die Arbeitsaufträge wirtschaftlich optimal aus-
geführt werden, aber häufig wird bei der Arbeitsorganisation nicht berücksichtigt, dass
die Gesundheit der Beschäftigten dabei gestärkt und erhalten bleibt, Belastungen vermieden und Erkrankungen entgegengewirkt werden. Da sich mit zunehmendem Alter
die Leistungs- und Arbeitsfähigkeit verändert (Veen 2008, S. 40), sind Führungskräfte
aufgefordert, die Arbeitsorganisation kontinuierlich altersgerecht aufzustellen, um damit aktive Gesundheitsförderung durchzuführen. Dabei sind neben der Einbeziehung
der Altersstruktur die Arbeitsbedingungen und die Arbeitsaufgaben von Bedeutung. Sie
beeinflussen die Gesundheit der Beschäftigten. Dieser Artikel befasst sich mit der Fra-
gestellung, wie eine altersgerechte Arbeitsorganisation im deutschen Bauhandwerk
dazu beitragen kann, dass die Gesundheit von älteren Beschäftigten gestärkt wird und
Belastungen und Erkrankungen entgegengewirkt werden können. Dazu wird zunächst
näher auf die Zielgruppe des Bauhandwerks in Deutschland eingegangen. Dann befasst
sich dieser Artikel mit den Veränderungen von Arbeitsbedingungen und Altersstruktur
im deutschen Bauhandwerk sowie dem Zusammenhang zwischen Gesundheit, Arbeit
und Alter. Im Anschluss daran wird die Bedeutung der Gesundheitsförderung durch
eine altersgerechte Arbeitsorganisation mit rechtlichen Rahmenbedingungen und ver-
hältnis- und verhaltensorientierten Maßnahmen ausgearbeitet. Mögliche Probleme und
hemmende Faktoren werden aufgezeigt. Der Artikel endet mit einer Zusammenfassung
und einem Ausblick.

2. Zielgruppe: Das Bauhandwerk in Deutschland

Das deutsche Bauhandwerk, das sich aus dem Bereich Bauhauptgewerbe (mit den Berufen Maurer und Betonbauer, Zimmerer, Dachdecker, Straßenbauer, Wärme-, Kälte-
und Schallschutzisolierer, Brunnenbauer, Gerüstbauer, Betonstein- und Terrazzoher-
steller) und Ausbaugewerbe (mit den Berufen Ofen- und Luftheizungsbauer,

---

[1] Zum Zwecke der besseren Lesbarkeit wird im Artikel von Personen (Inhaber, Unternehmer, Meister,
Kolonnenführer oder Vorarbeiter, Beschäftigter, Führungskraft) lediglich in maskuliner Form gespro-
chen. Alle Bezeichnungen beziehen sich jedoch gleichermaßen auf das weibliche und diverse Geschlecht.

1

Stuckateure, Maler und Lackierer, Klempner, Installateur und Heizungsbauer, Elektrotechniker, Tischler, Glaser, Estrichleger, Fliesen-, Platten- und Mosaikleger, Parkettleger, Rollladen- und Sonnenschutztechniker, Raumausstatter) zusammensetzt, umfasste im Jahr 2018 300.556 Handwerksbetriebe mit 2.260.325 Beschäftigten (Statistisches Bundesamt 2020, S. 5 u. S. 26). Dies sind 5,05% von den erwerbstätigen ArbeitnehmerInnen in 2018 in Deutschland (Statistisches Bundesamt 2019, S. 358). Es handelt sich um Kleinbetriebe mit einer durchschnittlichen Beschäftigtenzahl von ca. acht Beschäftigten pro Handwerksbetrieb. Die meisten Handwerksbetrieben des Bauhandwerks beschäftigen weniger als fünf Menschen (Statistisches Bundesamt 2020, S. 7 u. S. 28). Das Umsatzvolumen in diesem Gewerbezweig betrug 272.865.630.000 Euro in 2018 (Statistisches Bundesamt 2020, S. 5 u. S. 26). Im Jahr 2018 macht das Baugewerbe insgesamt eine prozentualen Anteil von 5,3% an der Bruttowertschöpfung in Deutschland aus (Statistisches Bundesamt 2019, S. 336). Bauhandwerksbetriebe sind mehrheitlich inhabergeführt (Cordes/Ihm 2019, S. 1). Die Begriffe Bauhandwerk und Baugewerbe werden im folgenden Text gleichbedeutend verwendet.

3. Veränderung der Arbeitsbedingungen im Bauhandwerk

Die Arbeit im Bauhandwerk in Deutschland findet überwiegend in Werkstätten oder auf nichtstationären Arbeitsplätzen, wie z. B. auf wechselnden Baustellen in kleinen Teams statt. Teams bestehen häufig aus Facharbeitern und Hilfsarbeitern (Sprenger 2018, S. 124). Das Spektrum der einzelnen Arbeitstätigkeiten ist breit und besteht aus monotonen bis hin zu vielseitigen Tätigkeiten. Die Arbeitsanforderungen sind ebenso breit gespreizt. Durch die zum Teil dezentrale Organisation mit parallel laufenden Baustellen sind die Beschäftigten häufig in Eigenverantwortung bei der Ausführung des Arbeitsauftrages tätig, da nicht ständig jede Baustelle mit einer Führungskraft besetzt ist (Sprenger 2018, S. 123f.).

Zu den Arbeitsbelastungen im Bauhandwerk gehörten Anfang der 1990er Jahre das Bewegen von erwerbstätigen Lasten von oft über zwanzig Kilogramm, aber auch Belastungen durch Rauch, Staub, Gase, Dämpfe, Kälte, Hitze, Nässe und Feuchtigkeit (Ax et al. 2000 S. 34). Darüber hinaus belasteten Arbeiten in gebückter, gehockter, auf Knien oder liegender Haltung die Beschäftigten ebenso wie der Umgang mit gefährlichen Stoffen (Ax et al. 2000, S. 34). Die heutigen Arbeitsbedingungen haben sich zwar durch den vermehrten Einsatz von technischen Hilfsmitteln verbessert, dennoch ist das Bauhandwerk nach wie vor geprägt von besonderen Belastungen, insbesondere von körperlichen Belastungen, wie langes Stehen, Arbeiten im Knien, schweres Heben (AOK-Bundesverband 2021). Die Arbeit im Bauhandwerk ist weiterhin durch Lärm, Witterungseinflüsse (Sonne, Wind und Regen) und Gefahrstoffverwendung gekennzeichnet (Packebusch/Weber 2001, S. 45). Auf manchen Baustellen ist der Einsatz von Maschinen, technischen Hebehilfen und weiteren entlastenden Hilfsmitteln nicht oder nur teilweise möglich, so dass das Material per Hand transportiert werden muss (Packebusch/Weber 2001, S. 45). Auf den nichtstationären Arbeitsplätzen liegt ein überdurchschnittliches Belastungs- und Gefährdungspotential begründet aus Bau-, Montage- und Instandhaltungs- und Reinigungsarbeiten vor (Schulte 2010, S. 9). Darüber hinaus besteht eine erhöhte Verletzungs- und Absturzgefahr (Packebusch/Weber 2001, S. 45). Diese Belastungen wirken sich auf die Gesundheit der Beschäftigten aus. Langfristige Konsequenzen auf den Gesundheitszustand und damit für ältere Beschäftigte haben Tätigkeiten wie Materialtransport mit Heben und Tragen, insgesamt schwere körperliche Arbeiten, aber auch ungünstige Körperhaltungen und Zwangshaltungen (kniend, gebeugt, hockend) (Packebusch/Weber 2001, S. 45). Die Arbeiten wirken sich vor allem belastend auf Rücken, Schulter und Knie- und Fußgelenke sowie den Hals-, Nacken- und Ellbogen-Bereich aus (Ax et al. 2000, S. 52f; Packebusch/Weber 2001, S. 45). Es zeigen sich deutliche Alterseffekte bei Kreislauf- und Skeletterkrankungen, die mit zunehmenden Alter deutlich anstiegen (Packebusch/Weber 2001, S. 46). Aber auch psychische Belastungen entstehen durch Tätigkeiten unter Zeitdruck und Leistungsvorgaben, Beschleunigung und Verdichtung von Arbeitsprozessen, Innovationsdruck oder der Übernahme von Eigenverantwortung auf den Baustellen (Ax et al. 2000, S. 52f.; Busch 2019, S. 4; Wörmann et al. 2020, S. 18). Darüber hinaus bestehen im Bauhandwerk knappe zeitliche und finanzielle Ressourcen (Busch 2019, S. 4; Schulte 2010, S. 9).

Im Bauhandwerk ist auffällig, dass es einen hohen Anteil von belastenden Tätigkeiten gibt, der nur mit begrenzter Beschäftigungsdauer durchführbar ist (Bosch 2015). Da die Beschäftigten aufgrund der Arbeitsstruktur kaum die Möglichkeit haben, keine oder weniger belastende Tätigkeiten auszuführen, können viele Beschäftige ihre Arbeit nicht bis zur Rente ausüben (Packebusch/Weber 2001, S. 46). Es kommt zu Abwanderungen von Fachkräften aus „Selbstschutz", um den Belastungen zu entgehen (Bosch 2015).

Schon ab einem Alter von 58 Jahren ist ein erhöhtes Austrittsrisiko erkennbar (Brussig 2010, S. 6). Muskel- und Skeletterkrankungen, Arbeitsunfälle, Atemwegserkrankungen, Allergien, ungünstige Arbeitsbedingungen, Schädigungen der Sinnesorgane und psychische Belastungen sind Risiken für einen vorzeitigen Berufsausstieg aus dem Bauhandwerk (Brandt et al. 2014, S. 282). In den Betrieben verbleiben somit oft nur die gesunden und leistungsstarken Beschäftigten (Packebusch/Weber 2001, S. 46). Der Mangel an alternativen Beschäftigungsmöglichkeiten für ältere und leistungsschwacher werdende Beschäftigte (auch „Leistungsgewandelte" (Rudow 2014, S. 436)) hat zur Folge, dass das Bauhandwerk aufgrund der Überbelastung der noch Gesunden und Leistungsstarken einen chronischen Fachkräftemangel verzeichnet (Bosch 2015).

Ein weiterer Aspekt zur Betrachtung der Entwicklung der Arbeitsbedingungen ist die Entwicklung der Anzahl der Arbeitsunfälle. Von 1956 bis 2008 ist die Anzahl der tödlichen Arbeitsunfälle um 85% von 3.924 auf 572 insgesamt in Deutschland gesunken (DGUV 2021a). Die Entwicklung der tödlichen Arbeitsunfälle im Bereich des Bauhandwerks schwankt seit 2014 um den Durchschnitt von 83 pro Jahr (BG Bau 2021a). Eine besonders hohe Steigerungsrate von 38,6% liegt vom Jahr 2019 auf das Jahr 2020 vor (BG Bau 2021a). Die Berufsgenossenschaft gab dabei an, dass es sich dabei um Abstürze von Dächern handelte (BG Bau 2021b). Die Anzahl der meldepflichtigen Arbeitsunfälle ist im Laufe der vergangenen Jahre ebenfalls gesunken: Während im Jahr 2010 die Berufsgenossenschaft Bau (2013) 129.474 Arbeits- und Wegeunfälle meldete, betrug die Anzahl der meldepflichtigen Arbeitsunfälle im Jahr 2020 103.970 (DGUV 2021b). Die Gründe für Arbeitsunfälle sind im Umgang mit kraftbetriebenem und nicht kraftbetriebenem Handwerkszeug, Unfälle im Verkehrsbereich oder auf dem Arbeitsplatz zu ebener Erde bzw. in der Höhe (Treppe, Leiter), Verletzungen durch Bauelemente oder Baustoffe (z. B. Tür, Schalung, Fertigteile, Ziegel), der Umgang mit Gerüst und Leiter, rutschige Böden, Schnee, Glatteis (Arenz 2016). Damit einhergehend ist auch ein Rückgang der AU-Fälle und AU-Tage im Zusammenhang mit den Arbeitsunfällen zu verzeichnen. 1999 betrug der Anteil der AU-Fälle 10,7 % an den Fehlzeiten und 14,3% der AU-Tage (Vetter et al. 2001, S. 348). Im Fehlzeiten-Report von 2014 betrugen diese Zahlen 6,7% (AU-Fälle) und 12,8% (AU-Tage) (Meyer et al. 2014, S. 391). In 2019 reduzierten sich die Anteile weiter: 6,1% der AU-Fälle und 12,2% der AU-Tage aufgrund von Arbeitsunfällen (Meyer et al. 2020, S. 398). Insgesamt ist auch ein Rückgang des Krankenstandes im Baugewerbe zu verzeichnen. Während der

Krankenstand im Jahr 1994 noch 6,5% betrug, ist dieser bis auf vereinzelte Ausnahme-jahre kontinuierlich auf 5,4 % im Jahr 2019 gesunken (Meyer et al. 2020, S. 398). Die jährlichen Daten können aus Anlage 1 entnommen werden. Eine Analyse der Kranken-standsentwicklung aus dem Jahr 2006 für das gesamte Handwerk zeigt auf, dass die Anzahl der AU-Fälle für die Muskel- und Skeletterkrankungen im Jahr 2005 niedriger liegen als im Jahr 1997. Ebenfalls ist ein Rückgang der Fallhäufigkeit und der damit verbundenen AU-Tage für den gleichen Zeitraum der Verletzungen und Vergiftungen in Höhe von 36% zu verzeichnen (Cryns 2006, S. 286). Die psychischen Erkrankungen hingegen weisen eine stark steigende Tendenz auf: Im Zeitraum von 1997 bis 2007 sind die AU-Tage um 44% und die AU-Fälle um 90% gestiegen (Cryns 2008, S. 266). Bei der Betrachtung der Berufsgruppen sind die Berufe im Baugewerbe, insbesondere Mau-rer, Dachdecker, Maler und Rohrinstallateure besonders von Krankheit betroffen und zeigen die höchsten Werte bei den Arbeitsunfähigkeitszeiten und -fällen auf (Cryns 2006, S. 286). Der Krankenstand im Bauhandwerk liegt deutlich mit 7,4% über dem Durchschnitt aller älteren Beschäftigten (Meyer et al. 2020, S. 383ff.).

Die Entwicklungen aus der Digitalisierung und Automatisierung der vergangenen Jahre ermöglichen auch für das Bauhandwerk Technologieeinsätze, die die körperlichen Be-lastungen minimieren können. Individuell angepasste technische Assistenzsysteme können körperlich belastende Tätigkeiten minimieren, insbesondere haben ältere Be-schäftigte und Menschen mit körperlichen Beeinträchtigungen hierdurch Vorteile. Die Arbeitsfähigkeit kann erhalten bleiben. Drohnen zur Vermessung und Prüfung von aus-geführten Arbeiten, Exoskelette zur Unterstützung beim Heben und Tragen oder zur Vermeidung von Zwangshaltungen, Fräsroboter zur körperlichen Entlastung, 5G-Netze für schnellere Verbindungen zu den Baustellen, 3D-Drucke, Wearables oder Sensoren zur Emissionsmessung sind Beispiele im Handwerk für den Einsatz von technischen Geräten, die die körperlichen Belastungen am Arbeitsplatz verringert haben (Cor-des/Ihm 2018, S. 1; Guthardt 2016). Weitere Entwicklungen zu digitalen Technologien befinden sich in Forschungsprojekten. So z. B. ein Assistenzsystem zur Unterstützung der Instandhaltung einer Heizungsanlage, das aus einer AR-Datenbrille und Fernunter-stützung besteht (Geier et al. 2020, S. 6). Gleichzeitig kann der Einsatz von digitalen Technologien auch zur Entstehung von neuen physischen als auch psychischen Belas-tungen führen. Softwaregesteuerte Technologien, wie Datenbrillen, können zu Fehlhal-tungen oder einseitigen Belastungen führen (Cordes/Ihm 2019, S. 2). Digitale

Assistenzsysteme erfordern häufig eine erhöhte Konzentration, die vom eigentlichen Arbeitsgeschehen ablenken kann und dadurch eine erhöhte Unfallgefahr an Baustellen oder handwerklichen Arbeitsplätzen auslösen kann (Cordes/Ihm 2019, S. 2). Ebenso ist Bewegungsmangel eine Folge des Einsatzes von neuen Technologien (Cordes/Ihm 2019, S. 3). Dadurch, dass die Arbeitsaufgaben durch die Erweiterung der geforderten Kompetenzen komplexer und andersartig gestaltet werden, können außerdem psychische Belastungen durch Überforderung, Unsicherheit, Angst, Kontrollverlust, aber auch durch Arbeitsverdichtung oder ständige mobile Erreichbarkeit entstehen (Cordes/Ihm 2019, S. 3ff.).

Obwohl die Anzahl der Arbeitsunfälle und der Umfang der Arbeitsunfähigkeitszeiten rückläufig sind, ist das Bauhandwerk nach wie vor geprägt von einem hohen Anteil von körperlichen Tätigkeiten, die zum Teil gesundheitsbelastend sind. Darüber hinaus gibt es auch psychisch belastende Arbeiten im Bauhandwerk.

4. Veränderung der Altersstruktur im Bauhandwerk

Geringe Fertilität und eine gestiegene Lebenserwartung bedeutet für die deutsche Bevölkerung eine demografische Alterung; die Anzahl der älteren Menschen wird weiter steigen (Ulrich 2020, S. 319; Zwahlen et al. 2021, S. 71). Dies konnte durch Migration der letzten Jahre zwar gemildert werden (Habermann-Horstmeier et al. 2021, S. 368f.), aber es wird erwartet, dass der Wanderungssaldo weiterhin kontinuierlich sinkt (BAMF 2020, S. 4). Die Berechnungen des Statistischen Bundesamtes zeigen auf, dass der Anteil der unter 20-jährigen von 30% in 1950 auf 18% in 2010 gesunken ist. Dieser prozentuale Anteil an der Gesamtbevölkerung soll bis 2060 annähernd erhalten bleiben (Statistisches Bundesamt 2017, S. 9). Die Altersgruppe ab 67 Jahren und älter hat sich von 8% (in 1950) auf 19% in 2020 entwickelt und soll auf 28% in 2060 steigen (Statistisches Bundesamt 2021). Diese Zahlen deuten darauf hin, dass das Durchschnittsalter der Belegschaften steigen wird (Baumann et al. 2003a, S. 9; Brücker et al. 2012, S. 229f.), insbesondere auch dadurch, dass in den nächsten Jahrzehnten weniger junge Menschen in das Berufsleben eintreten werden (Habermann-Horstmeier et al. 2021, S. 368f.). Des Weiteren wurde das Renteneintrittsalter durch das RV-Altersgrenzenanpassungsgesetz auf 67 Jahre erhöht (Bundesgesetzblatt 2007). Dies bedeutet, dass im Jahr 2060 rund 8% weniger Erwerbstätige dem Arbeitsmarkt zur Verfügung stehen werden.

Andererseits werden bis 2050 14,7 Millionen erwerbsfähige Menschen in der Altersgruppe 30-49 Jahre - gegenüber 22,6 Millionen im Jahr 2008 - dem Arbeitsmarkt zur Verfügung stehen (Anger et al. 2014; Fuchs et al. 2011).

Die demografische Entwicklung der Gesamtbevölkerung spiegelt sich auch im Bauhandwerk wieder. Aus der Statistik der IAB aus 2011 ist zu entnehmen, dass im Jahr 1999 noch 11,5% der Beschäftigten im Berufsfeld der Bau-, Bauneben- und Holzberufe unter 25 Jahre alt waren. Im Jahr 2011 betrug der Prozentsatz dieser Altersgruppe nur noch 8,4. Anders bei den älteren Beschäftigten: im Jahr 1999 waren 18% älter als 50 Jahre, im Jahr 2011 26,8% (IAB 2011). Die Entwicklung der Altersverteilung bei den alterskritischen Bauberufen kann der Tabelle 1 entnommen werden:

Angabe in % von den Gesamtbeschäftigten	unter 25 Jahren		50 Jahre und älter	
	1999	2011	1999	2011
Betonbauer/-innen	8,3	5,8	20,9	29,6
Maurer/-innen	11,2	6,5	20,5	30,6
Gerüstbauer/-innen	15,6	11,7	8,0	13,9
Dachdecker/-innen	16,3	12,1	9,7	17,0
Zimmerer/-innen	17,5	13,5	13,7	17,8

Tabelle 1: Altersverteilung in den Jahren 1999 und 2011 für ausgewählte Bauberufe (IAB 2011; eigene Darstellung)

Über alle ausgewählten Berufe hinweg ist zu erkennen, dass sich der prozentuale Anteil der jüngeren Beschäftigten gemessen an der Gesamtbeschäftigtenzahl verringert, während sich der Anteil der Beschäftigten mit einem Alter von 50 Jahren und älter erhöht. Es findet somit auch eine demografische Alterung im Baugewerbe statt. In den Jahren 2013 und 2017 hat der Zentralverband des Deutschen Handwerks Strukturumfragen durchgeführt. Die Ergebnisse zeigen, dass sich die Altersstruktur im Bauhauptgewerbe zu den älteren Altersgruppen hin verschoben hat. In den Altersgruppen bis 35 Jahren haben 2013 30% der Beschäftigten gearbeitet, in 2017 1 % weniger. Gravierender ist der Anstieg in den Altersgruppen ab 50 Jahren: im Jahr 2013 waren 30% 50 Jahre und älter, im Jahr 2017 schon 35%. Aus der Tabelle 2 sind die Daten der Strukturumfragen enthalten.

		unter 25	25 bis unter 35	35 bis unter 50	50 bis unter 60	60 und älter
Bauhauptgewerke	2013	11%	19%	40%	23%	7%
Bauhauptgewerke	2017	11%	18%	37%	27%	8%
Gesamthandwerk	2013	13%	20%	37%	22%	8%
Gesamthandwerk	2017	13%	19%	35%	24%	9%

Tabelle 2: Altersverteilung im Bauhauptgewerbe und Gesamthandwerk 2013 und 2017 (ZDH 2018 u. ZDH 2021; eigene Darstellung)

Während Ax et al. im Jahr 2000 feststellten, dass die Beschäftigten im Handwerk aufgrund der überdurchschnittlichen Ausbildungsrate im Handwerk und aufgrund der hohen Fluktuation aus dem Handwerk heraus jünger als der Durchschnitt der Beschäftigten in Deutschland seien (Ax et al. 2000, S. 18), zeigt die Entwicklung des Durchschnittsalters ab 2013 bis 2019, dass das Durchschnittsalter im Handwerk stetig von 39,4 Jahren in 2013 auf 41,2 Jahre (2019) gestiegen ist, aber auch durchweg über dem Nichthandwerk der IKK-Beschäftigten gelegen hat (IKK classic 2020, S. 9).

5. Erläuterung des Zusammenhangs zwischen Gesundheit, Arbeit und Alter

Die WHO definierte Gesundheit 1946 unabhängig von Arbeit und Freizeit mit einem „Zustand völligen körperlichen, seelischen und sozialen Wohlbefindens und nicht nur das Freisein von Krankheit und Gebrechen" (Bundesgesetzblatt 1974, S. 45). Arbeit andererseits gibt vielen Menschen einen Lebenssinn und Befriedigung (Habermann-Horstmeier et al. 2021, S. 343). Die Menschen schöpfen aus der Arbeit Lebensenergie und Motivation. Arbeit kann die Selbstverwirklichung unterstützen. Depressionen und soziale Schwierigkeiten können verhindert werden. Somit kann Arbeit grundsätzlich gesundheitsfördernd sein (Habermann-Horstmeier et al. 2021, S. 343). Wenn Anforderungen der Arbeit und die persönlichen Fähigkeiten und Fertigkeiten des Beschäftigten weitgehend übereinstimmen, kann der Beschäftigte den Vorgaben entsprechend seine Arbeit ausführen und gesund bleiben (Adelsberger et al. 2020, S. 26f.).

Im Laufe des Arbeitslebens verändern sich die Schwerpunkte in der Leistungsfähigkeit. In jüngeren Lebensjahren sind Muskelkraft, Seh- und Hörvermögen sowie geistige Umstellfähigkeit gut entwickelt. Diese Fähigkeiten lassen jedoch mit zunehmendem Alter nach (Habermann-Horstmeier et al. 2021, S. 369f.). Sofern die Arbeit schwere körperliche Tätigkeiten beinhaltet, ist mit einem altersbedingten körperlichen Leistungsabbau zu rechnen (Veen 2008, S. 40). Andererseits verbessern sich im Laufe des Lebens andere Fähigkeiten und Fertigkeiten, wie z. B. Erfahrungswissen, Geübtheit, Sicherheitsbewusstsein und sprachliche Gewandtheit (Habermann-Horstmeier et al. 2021, S. 369f.). Fähigkeiten wie Kreativität, Kooperationsbereitschaft, Kommunikation und Konzentration bleiben grundsätzlich annähernd unverändert (Habermann-Horstmeier et al. 2021, S. 369f.). Im Bauhandwerk, in dem überwiegend körperlich anspruchsvolle Tätigkeiten durchgeführt werden, lassen sich gesundheitliche Beeinträchtigungen bei älteren Beschäftigten direkt auf die Arbeit zurückführen (Habermann-Horstmeier et al. 2021, S. 369f.). Dauerhafte Über- oder Fehlbelastungen während der Arbeit, die im Bauhandwerk möglich sind, beschleunigen den natürlichen Alterungsprozess mit entstehenden chronischen Gesundheitsstörungen (Packebusch/Weber 2001, S. 145). Begründet wird dies mit dem Heben und Tragen von schwerem Material an Baustellen und dauerhaften oder häufigen Arbeiten in Zwangshaltungen (gebückt, kniend, liegend), aber auch mit Arbeiten in einer Arbeitsumgebung, die gefährlich oder durch Witterungseinflüsse (Hitze, Kälte, Nässe) belastend ist. Gefahren gehen von den Arbeitsplätzen oder Baustellen selbst aus: Absturzgefahren, Stolper- oder Sturzgefahren, Gefahr von Quetschungen, Schnittwunden oder Anstoßgefahren. Auch beim Einsatz von gefährlichen Materialien kann es zu Verbrennungen, Vergiftungen oder (dauerhaften) Schädigungen des Körpers (z. B. der Atemwege) kommen. Dauerhaftes Arbeiten im Freien kann zu Schädigungen der Haut oder sogar zu Hautkrebs führen (insbesondere im Dachdeckerhandwerk). Bei älteren Beschäftigten sind vor allem chronische Krankheiten wie Muskel-, Skelett-, aber auch Herz-Kreislauf-Erkrankungen auf die Arbeit zurückzuführen (Habermann-Horstmeier et al. 2021, S. 369f.). Des Weiteren lassen sich bei älteren Beschäftigten gesundheitliche Beeinträchtigungen auf psychische Belastungen zurückführen. Insbesondere die geringe berufliche Perspektive, bis zum Renteneintritt im Beruf verbleiben zu können, die geringer Anerkennung der veränderten Leistungsfähigkeit und das Fehlen von Einflussmöglichkeiten auf die Arbeitsorganisation führen zu gesundheitlichen Beeinträchtigungen bei älteren Beschäftigten (Habermann-Horstmeier et al. 2021, S. 369f.). Darüber hinaus belasten die zunehmende Elektrifizierung, Automatisierung und Digitalisierung im Arbeitsalltag ältere Beschäftigte, da hierfür die geistige Umstellfähigkeit und Lernfähigkeit auf neue Techniken erforderlich sind, die jedoch mit zunehmendem Alter nachlassen (Adelsberger et al. 2020, S. 22).

Auch bei der Analyse des Krankenstandes ist der Zusammenhang zwischen Gesundheit, Arbeit und Alter nachzuvollziehen. Ältere Beschäftigte sind zwar weniger häufig krank als jüngere Beschäftigte, jedoch steigt die durchschnittliche Dauer einer zusammenhängenden Arbeitsunfähigkeit mit zunehmendem Alter an (Gomm 2004, S. 286ff.; Meyer et al. 2014, S. 334). Im Jahr 2019 betrug die Anzahl der AU-Fälle je 100 Versicherte in der Altersgruppe 20-24 Jahre 222,4, in der Altersgruppe 55-59 Jahre 167,3, aber die Tage je Fall stiegen von 6,2 Tagen (20-24 Jahre) auf 17,6 Tage (55-59 Jahre) (Meyer et al. 2020, S. 384). Hinzu kommt, dass die Erkrankungen, die die Arbeitsunfähigkeit auslösen, bei älteren Beschäftigten häufig auch multimorbid sind (Meyer et al. 2014, S. 334). Der im Fehlzeiten-Report 2020 nach Alter und Geschlecht aufbereitete Krankenstand der AOK-Mitglieder im Jahr 2019 zeigt einen deutlichen Anstieg der Fehlzeiten ab dem 40. Lebensjahr: Während der durchschnittliche Krankenstand bis zum 40. Lebensjahr bei Männern bei 3,8% liegt, erhöht sich der Durchschnitt ab dem 40. Lebensjahr bis zum 64. Lebensjahr auf 7% (Meyer et al. 2020, S. 383).

6. Gesundheitsförderung durch eine altersgerechte Arbeitsorganisation

Das Bauhandwerk ist nach wie vor durch überwiegend körperliche und teilweise sehr anspruchsvolle Tätigkeiten als auch fortschreitend durch Arbeitselemente, die sich aus dem technischen Digitalisierungsprozess und der Automatisierung ergeben haben und kontinuierlich vollziehen werden, sowie durch die alternde Belegschaftsstruktur gekennzeichnet. Um die Arbeits- und Leistungsfähigkeit der jüngeren als auch der älteren Beschäftigten zu fördern und zu erhalten, ist ein Aufbau, Ausbau oder die Erhaltung einer altersgerechten Arbeitsorganisation von entscheidender Bedeutung (Georg et al. 2005, S. 4). Eine altersgerechte Arbeitsorganisation ist Bestandteil der Betrieblichen Gesundheitsförderung, welche wiederum Bestandteil des Betrieblichen Gesundheitsmanagements ist. Dabei sind unter dem Betrieblichen Gesundheitsmanagement die Elemente des Arbeits- und Gesundheitsschutzes, der betrieblichen Gesundheitsförderung und des Betrieblichen Eingliederungsmanagements zusammengefasst (Razum/Kolip 2020, S. 577). Laut der Luxemburger Deklaration zur betrieblichen Gesundheitsförderung in der Europäischen Union umfasst die Betriebliche Gesundheitsförderung „alle gemeinsamen Maßnahmen von ArbeitgeberInnen, ArbeitnehmerInnen und Gesellschaft zur Verbesserung von Gesundheit und Wohlbefinden am Arbeitsplatz. Dies kann durch eine Verknüpfung folgender Ansätze erreicht werden: Verbesserung der

Arbeitsorganisation und der Arbeitsbedingungen, Förderung einer aktiven Mitarbeiterbeteiligung, Stärkung persönlicher Kompetenzen." (Europäisches Netzwerk für Betriebliche Gesundheitsförderung 2007).

Darüber hinaus ist der betriebliche Arbeits- und Gesundheitsschutz im Arbeitsschutzgesetz geregelt. Nach § 4 des ArbSchG hat der ArbeitgeberIn die Arbeit so zu gestalten, dass „eine Gefährdung für das Leben sowie die physische und die psychische Gesundheit möglichst vermieden und die verbleibende Gefährdung möglichst gering gehalten wird" (Bundesamt für Justiz 2020). Dazu sind ständige Verbesserungen in den Arbeitsbedingungen zu schaffen, damit die Arbeit menschengerecht gestaltet ist (Wörmann et al. 2020, S. 50f). Des Weiteren gilt das Arbeitssicherheitsgesetz mit der DGUV Vorschrift 2 und den Anlagen 1 und 2 je nach Betriebsgröße (Wörmann et al. 2020, S. 52 u. S. 67). Darin werden die Pflichten des Unternehmers hinsichtlich betriebsärztlicher und sicherheitstechnischer Betreuung definiert. Außerdem gelten die Unfallverhütungsvorschriften der Unfallversicherungsträger (Wörmann et al. 2020, S. 52), für das Bauhandwerk ist dies die Berufsgenossenschaft der Bauwirtschaft.

Andererseits ist die gesetzliche Krankenversicherung nach § 20 SGB V dazu verpflichtet, die betriebliche Gesundheitsförderung systematisch zu unterstützen. Sie kann gemeinsam mit den betrieblichen Akteuren und weiteren Fachkräften die Gesundheitssituation im jeweiligen Bauhandwerksbetrieb analysieren, um daraus gemeinsam Vorschläge zur Verbesserung und Stärkung der Leistungs- und Arbeitsfähigkeit der Beschäftigten zu entwickeln (Razum/Kolip 2020, S. 578). Sie unterstützt auch bei der Umsetzung mit unterschiedlichen Leistungen wie Beratung, Moderation, Qualifizierung, Dokumentation oder Öffentlichkeitsarbeit (GKV-Spitzenverband 2021).

Eine altersgerechte Arbeitsorganisation hat unterschiedliche Gestaltungsebenen: Ergonomie und Technikeinsatz, Arbeitsverteilung und Organisationsentwicklung, Betriebskooperationen und -verbünde, Gestaltung von Erwerbsverläufen, alternsgerechtes Lernen, Arbeitszeitgestaltung und individuelle Ressourcenstärkung (Georg et al. 2005, S. 70ff). Den jüngeren und leistungsstarken Beschäftigten muss die Perspektive von dauerhaft die Gesundheit erhaltenden Arbeitsbedingungen aufgezeigt und angeboten werden, um sie nicht aus dem Bauhandwerk zu verlieren. Älteren Beschäftigten müssen altersgerechte Arbeitsplätze bereitgestellt werden, die die schon vorhandenen körperlichen Beeinträchtigungen nicht weiter verschlimmern, sondern eher entlastend sind, um dauerhaft die vorhandenen Kenntnisse und Fertigkeiten, insbesondere das Erfahrungswissen im Betrieb einsetzen zu können (Baumann et al. 2003b, S. 122ff.). Es ist wichtig, einen positiven Einfluss auf die Leistungs- und Arbeitsfähigkeit der Beschäftigten auszuüben, denn ohne ausreichende Arbeits- und Leistungsfähigkeit kann der Handwerksbetrieb seine Leistungen nicht erbringen. Sie wird neben den individuellen Qualifikationen, Kompetenzen, Werten und Einstellungen auch durch die persönliche Gesundheit des Individuum beeinflusst (Adelsberger et al. 2020, S. 24f.). Bedingt durch den Zusammenhang zwischen persönlicher Gesundheit und Arbeit besteht für das Management des Bauhandwerksbetriebs die Aufgabe, seine Arbeitsorganisation so aufzustellen, dass gesunde Arbeitsbedingungen für alle Altersgruppen geboten werden. Zur Arbeitsorganisation gehören neben den oben aufgeführten auch die Themenfelder: Betriebliche Rahmenbedingungen, Arbeitsumgebung, Arbeitsinhalte, Gestaltung von Arbeitsabläufen und Arbeitszeiten sowie die Führungskultur (Adelsberger et al. 2020, S. 24f.). Ziel ist eine möglichst hohe Deckung zwischen den persönlichen Ressourcen und den Anforderungen des Betriebes herzustellen, um eine hohe Leistungs- und Arbeitsfähigkeit zu gewährleisten (Adelsberger et al. 2020, S. 24ff.). Die Arbeitsorganisation ist dazu kontinuierlich an die sich verändernden Arbeitsbedingungen anzupassen, denn es bestehen Wechselwirkungen zwischen Person und Arbeitsbedingungen (Frieling 2003, S. 101). Die betrieblichen Organisationsanpassungen an die älter werdende Belegschaft sind dabei einem ständigen Wandel unterzogen, die durch die Unternehmens- und Führungskultur geprägt werden (Habermann-Horstmeier et al. 2021, S. 369f.). Dabei müssen die Maßnahmen altersgruppengerecht definiert und umgesetzt werden. Dies bedeutet Flexibilität in den Gestaltungsmöglichkeiten den Berufsbiografien der einzelnen Beschäftigten (Gomm 2004, S. 286ff.).

7. Verhältnis- und verhaltensorientierte Maßnahmen

Bei der Gestaltung einer altersgerechten Arbeitsorganisation handelt es sich um eine Führungsaufgabe. Die Unternehmensleitung – im Bauhandwerk ist dies meist der Unternehmer selbst – definiert eine Unternehmensstrategie zur gesundheitsbewussten Führung, die das Ziel hat, die Gesundheit der Beschäftigten zu stärken, zu erhalten und Belastungen und Erkrankungen entgegenzuwirken (Buchenau 2013, S. 29; Kern/Vosseler 2013, S. 146f.). Hieraus werden verhaltens- und verhältnisbezogenen Maßnahmen zur Gesundheitsförderung und damit zur altersgerechten Arbeitsorganisation abgeleitet (Schafmeister 2019, S. 301). Bei den verhaltensbezogenen Maßnahmen wird am Verhalten von Individuen oder Menschengruppen durch die Steigerung der Bewältigungskompetenz im Umgang mit Belastungen angesetzt, auch um Erkrankungswahrscheinlichkeit zu senken (Abel et al. 2021, S. 177 u. S. 179; Mojtahedzadeh et al. 2021, S. 163). Verhältnisbezogene Maßnahmen wirken auf die Lebensverhältnisse der Menschen ein, in denen sie leben und arbeiten und orientieren sich an der Struktur und Arbeitsorganisation (Abel et al. 2021, S. 179; Mojtahedzadeh et al. 2021, S. 163). Da sich Verhalten und Verhältnisse bedingen, ist es sinnvoll, dass Maßnahmen beider Bereiche kombiniert werden, denn eine Verhaltensänderung bedarf oft einer Verhältnisänderung und umgekehrt (Abel et al. 2021, S. 180). Ziel ist durch verhaltens- und verhältnisbezogene Maßnahmen gesundheitsförderliche Strukturen und Prozesse im Handwerksbetrieb zu schaffen und zu erhalten, um die infolge des demografischen Wandels älter werdenden Beschäftigten möglichst lange gesund im Beruf halten zu können und damit die unternehmerische Aufgabe des Bauhandwerksbetriebes zu erfüllen (Habermann-Horstmeier et al. 2021, S. 366f.). Diese Investitionen in die Gesundheit der Beschäftigten ist aus unternehmerische Sicht auch erforderlich, um Einbußen durch Fertigungsausfälle oder Minderleistungen infolge von Krankheit zu vermeiden (Kern/Vosseler 2013, S. 139). Es obliegt dann weiter auch in der Verantwortung der Leitung eines Bauhandwerksbetriebes die Maßnahmen für eine altersgerechte Arbeitsorganisation zu planen, umzusetzen und zu evaluieren. Dabei sollte sie die Beschäftigten aktiv beteiligen und sie mit einbeziehen. Ein weiterer wichtiger Aspekt in die Gestaltung der Arbeitsorganisation besteht darin, die Beschäftigten über wichtige Informationen der Arbeitsorganisation frühzeitig und umfassend zu informieren (Dicke 2007, S. 20f.). Die Kommunikation über neue Inhalte und Abläufe zu gesunden Arbeitsplätzen führt zu mehr Arbeitszufriedenheit (Ax et al. 2000, S. 57).

Ein Einstieg in die Schaffung von Grundlagen zur altersgerechten Arbeitsorganisation ist eine Altersstruktur- und Fehlzeitenanalyse. Es kann damit festgestellt werden, welche Beschäftigten wie oft und wie lange erkrankt waren (Habermann-Horstmeier et al. 2021, S. 370ff.). Aufgrund der persönlichen Arbeitsstrukturen lässt sich in kleinen Handwerksbetrieben auch häufig die Krankheitsursache erfahren (Lück/Meisel 2020, S. 11). Die frühzeitige Einbindung der Beschäftigten in diesen Prozess stellt auch einen wichtigen Aspekt eines erfolgreichen Aufbaus einer altersgerechten

Arbeitsorganisation dar. Die Beschäftigten können mithilfe eines Work-Ability-Index oder in einem Workshop sensibilisiert und Inhalte beitragen, die berücksichtigt werden sollten (Habermann-Horstmeier et al. 2021, S. 370ff.). Aus den Ergebnissen lassen sich Maßnahmen zur Arbeitsorganisation ableiten.

Ein breites Tätigkeitsfeld der Leitung im Bauhandwerk in der Gestaltung der altersgerechten Arbeitsorganisation ist die ergonomische Gestaltung von Arbeitsplätzen und der Arbeitsumgebung. Im Bauhandwerk herrschen physische Einflussfaktoren wie ständig wiederkehrende Bewegungen, aufwändige manuelle Tätigkeiten, Heben und Tragen von Lasten, falsche Körperhaltung, direkter mechanischer Druck auf Körperstellen, Körpervibrationen. In der Arbeitsumgebung und Arbeitsorganisation ergeben sich im Bauhandwerk Belastungen aus gleichförmigen und sich wiederholende Tätigkeiten, enge Arbeitszeitvorgaben, monotone Arbeit, Ermüdung, Arbeit in kalter Umgebung und psychosoziale Arbeitsfaktoren (Dicke 2007, S. 10). Aufgabe ist die Schaffung belastungsärmerer Tätigkeitsbereiche und das Erlauben der Übernahme wechselnder altersgerechter Tätigkeiten im Laufe des Erwerbslebens oder der schrittweiser Reduzierung der körperlich belastende Tätigkeit mit zunehmendem Alter bei gleichzeitiger Übernahme anderer Tätigkeiten (Abel et al. 2021, S. 177; Bosch 2015; Gomm 2004, S. 286ff.; Habermann-Horstmeier et al. 2021, S. 370ff.). Aufgrund der sich ständig im Wandel befindenden Arbeitsbedingungen ist dies ein kontinuierlicher Veränderungsprozess. Technische Hilfsmittel, räumliche Bedingungen mit Arbeitsmitteln, wie ausreichenden, sicheren und funktionierenden sowie ergonomisch angeordneten Werkzeugen, oder Betriebsmittel gehören zu den Faktoren, die die Arbeitsbedingungen verändern (Adelsberger et al. 2020, S. 26f.; Dicke 2007, S. 13; Habermann-Horstmeier et al. 2021, S. 370ff.). Aber auch geringe Lärmbelastung, eine richtige Beleuchtung und gutes Raumklima gehören zur gesunden Arbeitsplatzgestaltung (AOK-Bundesverband 2021). Fehlende Änderungen führen unter Umständen zu Fehlbelastungen. Überbelastungen kann entgegengewirkt werden, wenn die Möglichkeit zu häufigen Tätigkeits- und Belastungswechseln, Einsatz in altersgemischten Teams oder störungsfreies Arbeiten vorhanden ist (Adelsberger et al. 2020, S. 26f.; Habermann-Horstmeier et al. 2021, S. 370ff.). Eine altersgerechte Arbeitsgestaltung muss bei der Baustellenplanung mit einfließen. Dies beinhaltet eine vielfältige Teamzusammensetzung mit Jung und Alt oder erfahrene und unerfahrene Beschäftigte, Beschäftigten mit unterschiedlichen Belastungsmöglichkeiten und Möglichkeiten des Tätigkeitswechsels (Packebusch/Weber

2001, S. 49). Da die Beschäftigten in Bauhandwerksbetrieben selbst dies häufig nicht entscheiden können und in technisch-planerische und administrativ-dispositive Aufgaben nicht eingebunden werden, weil diese Arbeiten üblicherweise durch den Inhaber oder Meister durchgeführt werden (Packebusch/Weber 2001, S. 53), bedarf es für die Sicherstellung einer dauerhaft altersgerechten Arbeitsorganisation der Einbeziehung dieses Aspekts (Adelsberger et al. 2020, S. 26f.). Es ist Aufgabe der verantwortlichen Führungskraft diese Möglichkeiten in die täglichen Arbeitsabläufe einzubauen und auch dafür zu sorgen, dass diese umgesetzt werden. Unterstützen kann dies der Einsatz von Richtlinien (Adelsberger et al. 2020, S. 26f). Schafmeister (2019, S. 303) spricht von einer „gesundheitsorientierten Unternehmenskultur", die durch Vision und Führungskultur entsteht. Vorbild sein und Vorleben von gesundheitsförderlichen Aspekten ist notwendig, damit die Beschäftigten dieses Leitbild dezentral auf den Baustellen umsetzen (Wörmann et al. 2020, S. 18). Die Leitung im Bauhandwerk sollte die Arbeitsaufgaben so gestalten, dass Handlungsspielräume zur selbständigen Organisation von unterschiedlichsten Teilaufgaben möglich sind. Entsprechend sind sowohl jüngere als auch ältere Beschäftigte in allen Teilaufgaben zu qualifizieren (Richter/Mühlenbrock 2018, S. 33). Der Einsatz neuer digitaler Technologien entlastet Beschäftigte von körperlichen Tätigkeiten, kann aber auch neue Belastungen verursachen. Aus diesem Grund muss die Unternehmensleitung diese Einsätze hinsichtlich der Belastungen ständig reflektieren und bei Bedarf die Prozesse korrigieren (Cordes/Ihm 2019, S. 1). Sie muss auch Erkenntnisse der arbeitsmedizinischen Früherkennung einbinden (Packebusch/Weber 2001, S. 148). Die Leitung muss darüber hinaus sicherstellen, dass für den Umgang mit neuen digitalen Technologien auch die notwendigen Handlungskompetenzen in Qualifizierungsmaßnahmen aufgebaut werden. Die Beschäftigten müssen den Einsatz, Umgang und die Funktionsweisen kennenlernen (Cordes/Ihm 2019, S. 4f.). Zur Entlastung von Arbeitsaufgaben, die mit besonders hohen körperlichen, geistigen oder emotionalen Anforderungen verbunden sind, ist es sinnvoll, dass entlastende technische, organisatorische oder individuelle Unterstützung angeboten wird. Dazu können die Arbeitsmenge reduziert, das Arbeitstempo verringert, die abwechslungsreichere Tätigkeiten angeboten oder Kundentermine planbar gemacht werden. Die Arbeitsaufgaben sollten ganzheitlich formuliert und übertragen werden, somit auch mit Vor- und Nachbereitungsarbeiten. Eigeninitiative und Kreativität kann gestärkt werden, wenn die Arbeitsaufgaben erweitert werden (Dicke 2007, S. 20f.). Eine Optimierung der Arbeitsorganisation kann durch eine Reduktion von Belastungen und Gefährdungen erreicht werden: Technische Verbesserungen in der persönlichen Schutzausrüstung, der vermehrte Einsatz von Hebe-, Trage- und Transporthilfen oder professionelles Werkzeug reduzieren Belastungen (Ax et al. 2000, S. 58f; Brandt et al. 2014, S. 281f.). Aber auch Stressabbau kann bei den Beschäftigten stattfinden, wenn Arbeitsabläufe zeitlich, inhaltlich und ressourcenorientiert optimal geplant werden. Basis einer optimalen Planung sind z. B. nicht zu niedrig angesetzten Arbeitszeitwerte und gute Terminabsprachen mit den Kunden (Ax et al. 2000, S. 58f.). Es bestehen gesteigerte Anforderungen an die Beschäftigten, die vor allem mit den zusätzlichen Aufgaben und Tätigkeiten einhergehen, die mit der Technologienutzung verbunden sind. Bauhandwerksbetriebe können ihre im Stehen arbeitenden Beschäftigten mit einfachen Maßnahmen wie individuelle Steh-Arbeitsplätze, Stehhilfen, wechselnde Aufgaben, Sitzinseln, weiche Böden, bequemes Schuhwerk und Bewegung entlasten (AOK-Bundesverband 2021).

In regelmäßigen Mitarbeitergesprächen kann eine individuelle Laufbahnplanung mit einer altersgerechten Erwerbsbiographie erfolgen, die neben der Definition neuer Beschäftigungsfelder für ältere Beschäftigte auch Auf-, Um- und Ausstieg oder die Arbeitszeitgestaltung beinhaltet (Baumann et al. 2003b, S. 122ff.; Dicke 2007, S. 37; Packebusch/Weber 2001, S. 49). Mitarbeitergespräche mit älteren Beschäftigten sollten das Ziel haben, mit ihnen Strategien zu entwickeln, die ihnen die Perspektive geben, dass ihre Beschäftigung gesichert ist oder eine neue Perspektive erhält (Dicke 2007, S. 37). Es geht dabei um das Entgegenwirken der Entstehung von alterstypischen Defiziten (Dicke 2007, S. 37).

Planbare Arbeitszeiten führen ebenso zu mehr Arbeitszufriedenheit und damit zu gesunden Arbeitsplätzen, denn Beschäftigten ist die Vereinbarkeit zwischen Arbeit und Privatleben sehr wichtig (Dicke 2007, S. 20f.). Die Arbeitszeitgestaltung mit Arbeitszeitflexibilisierungen, Arbeitszeitkonten, Arbeitszeitverkürzung, Altersteilzeit oder Teilzeitarbeit mit Teilrente bei gesundheitsbedingten Leistungsbeeinträchtigungen bietet viele Handlungsmöglichkeiten, um eine altersgerechte Arbeitsorganisation aufzustellen (Bosch 2015; Habermann-Horstmeier et al. 2021, S. 370ff.). Ein weiteres Element der Arbeitszeitgestaltung ist auch eine gesundheitsschonende Durchführung von Arbeitspausen. Durch ausreichend häufige und lange Pausen kann eine Entlastung der Beschäftigten erwirkt werden (Habermann-Horstmeier et al. 2021, S. 370ff.).

Kontinuierliche und berufsbegleitende Weiterbildung der Beschäftigten ist ein weiterer wichtiger Erfolgsfaktor bei der altersgerechten Arbeitsorganisation (Baumann et al. 2003b, S. 122ff.). Da aufgrund der geringen Ressourcen im Handwerk eine Freistellung für Qualifizierungen häufig unterbleibt, werden Beschäftigte nicht regelmäßig und umfassend geschult. Insbesondere sind zukunftsorientierte Qualifizierungsmaßnahmen, die ältere Beschäftigte auf neue Tätigkeitsfelder vorbereiten, eher unüblich. Es ist daher notwendig, dass Lernen in die Arbeit integriert wird und die Qualifizierung möglichst arbeitsplatznah erfolgt, um die Regelmäßigkeit sicherzustellen. Darüber hinaus können neue medienunterstützte und selbstgesteuerte Lernformen diesen Prozess fördern (Baumann et al. 2003b, S. 122ff.). Da das Bauhandwerk überwiegend von der Lernmethode „trail and error" geprägt ist, ist ein Testen der Lernform „learning by experiencing" empfehlenswert (Cordes/Ihm 2019, S. 4f.). Hier ist Innovationsfähigkeit des Handwerks erforderlich, um den ständigen Weiterbildungsbedarf decken zu können (Baumann et al. 2003b, S. 122ff.). Um Belastungen, Erkrankungen und Unfälle zu vermeiden, sind regelmäßige und an den jeweils aktuellen Stand der Wissenschaft angepasste Qualifizierungen im Umgang mit Gefahrstoffen und Gefährdungen am Arbeitsplatz und an Baustellen notwendig (Ax et al. 2000, S. 58f.). Teil der altersgerechten Arbeitsorganisation ist auch, die Beschäftigten aktiv in ihrem Gesundheitsrisikoverhalten durch Aufklärung, Beratung und Anweisung zu beeinflussen (Kern/Vosseler 2013, S. 146f.). Es wird eine Notwendigkeit zur Kompetenzerweiterung, meist in den Bereichen technisches Know-how oder Umgang mit Komplexität bzw. großen Datenmengen und die Funktionsweisen der digitalen Arbeitsmittel gesehen (Cordes/Ihm 2019, S. 3).

Der Bauhandwerksbetrieb sollte auch im Zusammenhang mit der Verhaltensprävention regelmäßige Unterweisungen sowie Aufklärungs- und Beratungsangebote hinsichtlich einer ganzheitlichen gesunden Lebensweise anbieten. Dies können Kurse zur Kräftigung der Rückenmuskulatur, Wirbelsäulengymnastik, Rückenschule oder Sportangebote, Hebe- und Tragetrainings, Trainings zur Verladung von schweren Materialien, Pausengymnastik, Stressbewältigungs- oder Entspannungskurse, Kurse zur Ernährung, Suchtprävention sein (Dicke 2007, S. 13; Schafmeister 2019, S. 301).

Da sich vorhandene Konzepte zur altersgerechten Arbeitsorganisation aus anderen Branchen oder der Industrie nicht einfach adaptieren lassen und da es nicht das eine allumfassende Konzept für das Bauhandwerk gibt, wird Innovationsfähigkeit zur

Entwicklung eigener Konzepte als eine der Schlüsselkompetenzen für die Erhaltung der Wettbewerbsfähigkeit im Bauhandwerk gesehen (Brandt et al. 2014, S. 279).

8. Mögliche Probleme und hemmende Faktoren

Bei der Umsetzung von altersgerechten Arbeitsorganisationen sind mehrere Handlungsfelder vorhanden, die die Umsetzung von altersgerechten Arbeitsorganisationen behindern oder hemmen. In Handwerksbetrieben fehlt häufig das Wissen über die Beziehung zwischen Belastung und Ressourcen. Dies führt dazu, dass die Gestaltung von Arbeitsbedingungen nicht gesundheitsfördernd und entlastend erfolgt. Ebenso ist der Zusammenhang zwischen Maßnahmen zur Verhaltens- und Verhältnisprävention nicht immer vorhanden, so dass Maßnahmen erfolgreicher sein könnten (Brandt et al. 2014, S. 282). Darüber hinaus fehlt es auch an Wissen über Hilfsangebote und Kooperationen im Zusammenhang mit gesundheitsfördernden Maßnahmen, oder dieses Wissen wird nicht abgerufen (Blasczyk 2018, S. 39f.). Innovationen gelten als ein Schlüsselfaktor zur Erhaltung der Wettbewerbsfähigkeit im Bauhandwerk. Aber die Handwerksbranche gilt als innovationsschwach, so dass Unterstützung notwendig ist, die die geringe Ressourcenbindung und die Strukturen des Handwerks berücksichtigt (Brandt et al. 2014, S. 279). Aufgrund der kleinen Betriebsgröße ist es in vielen Bauhandwerksbetrieben zwingend notwendig, dass jeder Beschäftigte flexibel möglichst alle Tätigkeiten ausführen kann (Georg et al. 2005, S. 46). Deshalb sind die Möglichkeiten, Umsetzungsarbeitsplätze für Leistungsgewandelte zu schaffen, gering (Baumann et al. 2003b, S. 122ff.). Es ist noch nicht üblich, dass dem Wissen um gesundheitliche Einschränkungen oder einem Leistungswandel auch Anpassungen der altersgerechten Arbeitsorganisation folgen müssen (Blasczyk 2018, S. 39ff.). Ein Hindernis ist die „Austauschbarkeit der individuellen Arbeitskraft" (Frieling 2003, S. 103). Hingegen muss dieser Umdenkungsprozess zur Schaffung von Umsetzungsarbeitsplätzen einsetzen, damit das Bauhandwerk langfristig seine Wettbewerbsfähigkeit erhält (Packebusch/Weber 2001, S. 119). Da im Bauhandwerk die Digitalisierung und Automatisierung nicht so schnell fortschreitet, wird das Bauhandwerk weiterhin hohe Kosten aufgrund von Wissensverlust durch Krankheit, Frühverrentung oder Ausstieg haben (Kern/Vosseler 2013, S. 139). Ein weiteres Handlungsfeld ist die fehlende Konzepterstellung: Viele Betriebe des Bauhandwerks haben kein Konzept für gesunde Arbeitsbedingungen oder altersgerechte Arbeitsorganisation. Es wird eher reagiert, aber nicht agiert (Blasczyk 2018, S.

39ff.). Die Maßnahmen werden von Nicht-Fachleuten geplant und umgesetzt, so dass diese häufig nicht effektiv und nicht effizient sind. Die Maßnahmen werden selten evaluiert und sind darüber hinaus teilweise auch nicht nachhaltig (Habermann-Horstmeier et al. 2021, S. 365f.)

9. Zusammenfassung und Ausblick

Eine altersgerechte Arbeitsorganisation im deutschen Bauhandwerk kann auf vielfältige Weise dazu beitragen, dass die Gesundheit von älteren Beschäftigten gestärkt wird und Belastungen und Erkrankungen entgegengewirkt werden können. Ziel ist die Leistungs- und Arbeitsfähigkeit aller Beschäftigten zu erhalten und zu fördern. Dazu ist es notwendig, dass die Unternehmensleitung und die Führungskräfte sich dieser Aufgabe bewusst stellen, indem sie eine Strategie und geeignete Maßnahmen definieren, planen und umsetzen. Dabei bilden die verhältnisorientierten Maßnahmen einen Schwerpunkt. Verhaltensorientierte Maßnahmen müssen damit kombiniert werden.

Wichtig dabei ist auch, dass die Maßnahmen ständig auf ihre Aktualität hin überprüft und bei Bedarf umgehend angepasst werden. Das Handlungsfeld der altersgerechten Arbeitsorganisation im Zusammenhang mit Gesundheitsförderung ist als kontinuierlicher Prozess definiert. Ein besonderer Schwerpunkt liegt in der Organisation von Arbeitsplatz- oder Aufgabenwechseln für ältere Beschäftigte, um Belastungen zu minimieren. Dabei sollten die betrieblichen Verantwortlichen Gesundheitsexperten der Krankenversicherung, der Arbeitsmedizin oder der Berufsgenossenschaften hinzuziehen. Ein ständiger Austausch von Innovationen innerhalb der Branche oder in Netzwerken kann diesen Prozess unterstützen. Innerhalb der Bauhandwerksbetriebe sollten die Beschäftigten informiert, einbezogen und beteiligt werden. In Mitarbeitergesprächen kann auf die individuellen Bedürfnisse des einzelnen älteren Beschäftigten eingegangen werden.

Schon jetzt müssen sich die Inhaber und Leitungskräfte in Bauhandwerksbetrieben mit den Arbeitsbedingungen mindestens der mittelalten Beschäftigten auseinandersetzen, damit Voraussetzungen geschaffen werden, die Leistungsfähigkeit und Weiterbildungsbereitschaft dauerhaft und präventiv zu erhalten und nicht auf eine Kuration setzen zu müssen (Dicke 2007, S. 35; Gomm 2004, S. 286ff.). Da die Gestaltungsmöglichkeiten für abwechslungsreiche Tätigkeiten im Bauhandwerk begrenzt sind, besteht nach wie vor Bedarf an der Entwicklung und Erprobung von Umsetzungsarbeitsplätzen für ältere Beschäftigte zur Stärkung ihrer Gesundheit und dem Entgegenwirken von Belastungen (Baumann et al. 2003b, S. 122ff.). Dazu sind auch Netzwerke von Handwerksorganisationen für die alternativen Beschäftigungsmöglichkeiten für gemischte und wechselnde Tätigkeiten vorstellbar und liegen in Modellform bereits vor (Busch 2019, S. 10ff.; Packebusch/Weber 2001, S. 151). Da die Chancen und Auswirkungen durch Digitalisierung im Handwerk bislang wenig bis gar nicht erforscht sind, werden die weiteren Entwicklungen Anpassungen notwendig machen (Geier et al. 2020, S. 1). Darüber sind Schulungen bei den Führungskräften in Bauhandwerksbetrieben notwendig, die den Zusammenhang zwischen Arbeit, Gesundheit und Alter aufzeigen, um daraus erfolgreiche Maßnahmen zur altersgerechten Arbeitsorganisation ergreifen zu können (Brandt et al. 2014, S. 282), die die Wettbewerbsfähigkeit des Bauhandwerks sichern.

Literaturverzeichnis

Abel, T./ Kolip, P./ Richter, M./ Rosenbrock, R. (2021): Prävention. In: Egger, M./ Razum, O./ Rieder, A. (Hrsg.): Public health kompakt. 4. aktualisierte und erweiterte Auflage. Berlin: de Gruyter.

Adelsberger, G./ Muigg, C./ Schrettl, C./ Trenkwalder, C. (2020): Gesundheit – Innovation - New Work: (R)evolutionäre Impulse für die Arbeitswelt der Zukunft. Stuttgart: Schäffer-Poeschel.

Anger, C./ Geis, W./ Plünnecke, A./ Seyda, S. (2014): Demografischer Wandel und Fachkräftesicherung: Ein Fortschrittsbericht, IW-Analysen, No. 94. Köln: Institut der deutschen Wirtschaft. [www document], https://www.econstor.eu/bitstream/10419/181855/1/iw-analysen-bd094.pdf, eingesehen am 03.08.2021.

AOK-Bundesverband (2021): Gesunder Arbeitsplatz in Produktion und Handwerk. [www document], https://www.aok.de/fk/betriebliche-gesundheit/gesunde-arbeit/gesunder-arbeitsplatz-in-produktion-und-handwerk/, eingesehen am 02.08.2021.

Arenz, B. (2016): Unfallschwerpunkte in der Bauwirtschaft – Erwartungen an Koordinatoren. [www document], https://www.baua.de/DE/Angebote/Veranstaltungen/Dokumentationen/Bundeskoordinatorentag/pdf/2016-Bundeskoordinatorentag-Vortrag-06.pdf?__blob=publicationFile&v=2, eingesehen am 13.06.2021

Ax, C./ Mendius, H. G./ Packebusch, L./ Weber, B./Weimer, S. (2000): Die alternde Gesellschaft: Herausforderung und Chance für das Handwerk. [www document], https://nbn-resolving.org/urn:nbn:de:0168-ssoar-99929, eingesehen am 04.06.2021.

BAMF Bundesamt für Migration und Flüchtlinge (2020): Migrationsbericht 2019 - Zentrale Ergebnisse. [www document], https://www.bamf.de/SharedDocs/Anlagen/DE/Forschung/Migrationsberichte/migrationsbericht-2019-zentrale-ergebnisse.pdf?__blob=publicationFile&v=7, eingesehen am 24.07.2021.

Baumann, M./ Ritter, A./ Schulte, A./ Weimer, S. (2003a): Innovative Arbeitsgestaltung im Handwerk: erfolgreiche Praxisbeispiele. Karlsruhe: Institut für Technik der Betriebsführung - Forschungsstelle im Deutschen Handwerksinstitut e.V.; Institut für Sozialwissenschaftliche Forschung e.V. ISF München; Forschung - Beratung - Training (FBT), Otterberg. [www document], https://nbn-resolving.org/urn:nbn:de:0168-ssoar-236104, eingesehen am 27.07.2021.

Baumann, M./ Ritter, A./ Schütt, P./ Schulte, A./ Weimer, S. (2003b): Innovative Arbeitsgestaltung im Handwerk: Bilanzierung. Gifhorn: Heizmann. [www document], https://nbn-resolving.org/urn:nbn:de:0168-ssoar-236128, eingesehen am 27.07.2021.

BG Bau - Berufsgenossenschaft der Bauwirtschaft (2013): Jahresbericht 2012. [www document], https://www.bgbau.de/fileadmin/Medien-Objekte/Medien/Broschuere_Flyer/Jahresbericht_2012_der_BG_BAU.pdf, eingesehen am 13.06.2021.

BG Bau - Berufsgenossenschaft der Bauwirtschaft (2021a): BG BAU legt Bilanz 2020 vor: Tödliche Arbeitsunfälle deutlich gestiegen. [www document], https://www.bgbau.de/mitteilung/bg-bau-bilanz-2020/, eingesehen am 25.07.2021.

BG Bau - Berufsgenossenschaft der Bauwirtschaft (2021b): Alarmierende Zahlen am Bau: Tödliche Arbeitsunfälle deutlich angestiegen. [www document], https://www.bgbau.de/mitteilung/toedliche-arbeitsunfaelle/, eingesehen am 13.06.2021.

Blasczyk, S. (2018): Nachhaltige Beschäftigungssicherung für ältere und gesundheitlich beeinträchtigte Beschäftigte im Handwerk: Von der Sorge zur guten Lösung? Working Paper - Forschungsförderung, No. 103. Düsseldorf: Hans-Böckler-Stiftung. [www document], http://nbn-resolving.de/urn:nbn:de:101:1-2018112311423479637323, eingesehen am 04.06.2021.

Bosch, G. (2015): Personal und Arbeitsbedingungen im Handwerk. [www document], http://docplayer.org/54297043-Personal-und-arbeitsbedingungen-im-handwerk.html, eingesehen am 14.06.2021.

Brandt, M./ Kunze, D./ Petsch, T./ Warnke, I. (2014): Zukünftige Allianzen der Betrieblichen Gesundheitsförderung im Handwerk. In: Badura, B./ Ducki, A./ Schröder, H./ Klose, J./ Meyer, M. (Hrsg.): Fehlzeiten-Report 2014, S. 279-287. Berlin: Springer.

Brücker, H./ Klinger, S./ Möller, J./ Walwei, U. (2012): Handbuch Arbeitsmarkt 2013 - Analysen, Daten, Fakten. Nürnberg: Bertelsmann.

Brussig, M. (2010): Erwerbstätigkeit im Alter hängt vom Beruf ab. [www document], https://www.boeckler.de/pdf_fof/96920.pdf, eingesehen am 24.07.2021.

Buchenau, P. (2013): Chefsache Gesundheit. Wiesbaden: Springer Fachmedien.

Bundesamt für Justiz (2020): Gesetz über die Durchführung von Maßnahmen des Arbeitsschutzes zur Verbesserung der Sicherheit und des Gesundheitsschutzes der Beschäftigten bei der Arbeit (Arbeitsschutzgesetz - ArbSchG). [www document], https://www.gesetze-im-internet.de/arb-schg/BJNR124610996.html#BJNR124610996BJNG000200000, eingesehen am 02.08.2021.

Bundesgesetzblatt (1974): Bekanntmachung der Satzung der Weltgesundheitsorganisation. [www document], https://www.bgbl.de/xaver/bgbl/text.xav?SID=&tf=xaver.component.Text_0&tocf=&qmf=&hlf=xaver.component.Hitlist_0&bk=bgbl&start=%2F%2F*%5B%40node_id%3D%27896093%27%5D&skin=pdf&tlevel=-2&nohist=1, eingesehen am 02.08.2021.

Bundesgesetzblatt (2007): Gesetz zur Anpassung der Regelaltersgrenze an die demografische Entwicklung und zur Stärkung der Finanzierungsgrundlagen der gesetzlichen Rentenversicherung (RV-Altersgrenzenanpassungsgesetz). https://www.bgbl.de/xaver/bgbl/text.xav?SID=&tf=xaver.component.Text_0&tocf=&qmf=&hlf=xaver.component.Hitlist_0&bk=bgbl&start=%2F%2F*%5B%40node_id%3D%27827394%27%5D&skin=pdf&tlevel=-2&nohist=1, entnommen am 24.07.2021.

Busch, C. (2019): Gesundheitsförderung im Handwerk und die Gestaltung regionaler Präventionsallianzen – Modelle guter Praxis. [www document], http://www.e-regio-werk.de/wp-content/uploads/2020/01/e-regio-werk_ONLINE.pdf, eingesehen am 08.06.2021.

Cordes, A./ Ihm, A. (2018): Die digitale Zukunft des Handwerks gestalten – Digitale Technologien und ihre Auswirkungen auf den Arbeits- und Gesundheitsschutz im Handwerk. In: Trimpop, R./ Kampe, J./ Bald, M./ Seliger, I./ Effenberger, G. (Hrsg.): Psychologie der Arbeitssicherheit und Gesundheit. Voneinander lernen und miteinander die Zukunft gestalten. S. 477-480, Kröning: Asanger Verlag.

Cordes, A./ Ihm, A. (2019): Auswirkungen des Einsatzes digitaler Technologien auf die Arbeit in Unternehmen des Handwerks. [www document], http://gfa2019.gesellschaft-fuer-arbeitswissenschaft.de/inhalt/A.1.2.pdf, eingesehen am 27.07.2021.

Cryns, M. (2006): Gesundheit im Handwerk: Berufsgruppenanalyse. Gesundheit und Handwerk. In: Die Krankenversicherung, Jahrgang 10.06, S. 284-288. Berlin: Ernst-Schmidt-Verlag. DOI: 10.37307/j.2193-5661.2006.10.10

Cryns, M. (2008): Gesundheit im Handwerk. In: Die Krankenversicherung, Jahrgang 10.08, S. 263-266. Berlin: Ernst-Schmidt-Verlag. DOI: 10.37307/j.2193-5661.2008.10.08

DGUV Deutsche Gesetzliche Unfallversicherung (2021a): Weniger Arbeitsunfälle - Entwicklung 1956 bis heute. [www document], https://www.dguv.de/medien/inhalt/presse/hintergrund/125jahre/dokumente/infografiken/nachkriegsentwicklung.pdf, eingesehen am 13.06.2021.

DGUV Deutsche Gesetzliche Unfallversicherung (2021): Meldepflichtige Arbeitsunfälle nach Bereich und Berufsgenossenschaft. [www document], https://www.dguv.de/de/zahlen-fakten/au-wu-geschehen/arbeitsunfaelle/index.jsp, eingesehen am 25.07.2021.

Dicke, Wolfgang (2007): Klein, aber fein! Sicherheit und Gesundheit in Handwerksbetrieben. Tipps und Infos für Betriebsinhaber. Dortmund: Bundesanstalt für Arbeitsschutz und Arbeitsmedizin (BAuA). [www document], https://www.baua.de/DE/Angebote/Publikationen/Praxis/A54.pdf?__blob=publicationFile, eingesehen am 02.08.2021.

Europäisches Netzwerk für Betriebliche Gesundheitsförderung (2007): Luxemburger Deklaration zur betrieblichen Gesundheitsförderung in der Europäischen Union. [www document], https://www.dnbgf.de/fileadmin/downloads/materialien/dateien/Luxemburger_Deklaration_09_11.pdf, eingesehen am 29.07.2021.

Frieling, E. (2003): Altersgerechte Arbeitsgestaltung. In: Badura, B./ Schellschmidt, H./ Vetter, C. (Hrsg.): Fehlzeiten-Report 2002 – Zahlen, Daten, Analysen aus allen Branchen der Wirtschaft, S. 101-114. Berlin: Springer.

Fuchs, J./ Söhnlein, D./ Weber, B. (2011): Projektion des Arbeitskräfteangebotes bis 2050 - Rückgang und Alterung sind nicht mehr aufzuhalten, IAB Kurzbericht, Nr. 16, Nürnberg. [www document], http://doku.iab.de/kurzber/2011/kb1611.pdf, eingesehen am 03.08.2021.

Geier, S./ König, M./ Meitinger, C. (2020): GfA, Dortmund (Hrsg.): Frühjahrskongress 2020, Berlin Beitrag B.3.1 Digitaler Wandel, digitale Arbeit, digitaler Mensch? Evaluierung eines Assistenzsystems für Handwerker im digitalen Wandel. [www document], https://www.researchgate.net/publication/340273544, eingesehen am 08.06.2021.

Georg, A./ Barkholdt, C./ Frerichs, F. (2005): Modelle alternsgerechter Arbeit aus Kleinbetrieben und ihre Nutzungsmöglichkeiten. [www document], https://www.baua.de/DE/Angebote/Publikationen/Berichte/Gd48.pdf?__blob=publicationFile, eingesehen am 08.06.2021.

GKV-Spitzenverband (2021): Betriebliche Gesundheitsförderung. [www document], https://www.gkv-spitzenverband.de/krankenversicherung/praevention_selbsthilfe_beratung/praevention_und_bgf/bgf/BGF_s.jsp; eingesehen am 02.08.2021

Gomm, S. (2004): Gesundheit älterer Arbeitnehmer im Handwerk. In: Gesundheitsberichterstattung, S. 286-289. [www document], https://doi.org/10.37307/j.2193-5661.2004.11.09, eingesehen am 27.07.2021.

Guthardt, S. (2016): Technik, die das Handwerk verändern wird. [www document], https://www.deutsche-handwerks-zeitung.de/technik-die-das-handwerk-veraendern-wird-159152/, eingesehen am 02.08.2021.

Habermann-Horstmeier, L./ Schmid, K./ Pletscher, C./ Klien, C. (2021): Arbeit und Gesundheit. In: Egger, M./ Razum, O./ Rieder, A. (Hrsg.): Public health kompakt. 4. aktualisierte und erweiterte Auflage. Berlin: de Gruyter.

IAB Institut für Arbeitsmarkt- und Berufsforschung (2011): Berufe im Spiegel der Statistik. (www document], http://bisds.infosys.iab.de/ bzw. http://bisds.infosys.iab.de/bisds/result?region=19&beruf=BF11&qualifikation=2, eingesehen am 24.07.2021.

IKK classic (2020): Kurzbericht Gesundheit 2020 – Gesundheit im Handwerk. [www document], https://www.ikk-classic.de/assets/8594_ikkc_web_pdf.pdf; eingesehen am 13.06.2021.

Kern, A./ Vosseler, B. (2013): Betriebliches Gesundheitsmanagement ist Führungsaufgabe und Erfolgsfaktor. In: Buchenau, P. (Hrsg.): Chefsache Gesundheit – Der Führungsratgeber fürs 21. Jahrhundert. Wiesbaden: Springer Gabler.

Lück, P./ Meisel, P. (2020): iga.Report 42 – Gesund im Kleinbetrieb – Empfehlungen für Betriebliches Gesundheitsmanagement (BGM) aus einer qualitativen Befragung. [www document], https://www.iga-info.de/fileadmin/redakteur/Veroeffentlichungen/iga_Reporte/Dokumente/iga-Report_42_Gesund_im_Kleinbetrieb.pdf, eingesehen am 02.08.2021.

Meyer, M./ Modde, J./ Glushanok, I. (2014): Krankheitsbedingte Fehlzeiten in der deutschen Wirtschaft im Jahr 2013. In: Badura, B./ Ducki, A./ Schröder, H./ Klose, J./ Meyer, M. (Hrsg.): Fehlzeiten-Report 2014, S. 323-511. Berlin: Springer.

Meyer M./ Wiegand S./ Schenkel A. (2020): Krankheitsbedingte Fehlzeiten in der deutschen Wirtschaft im Jahr 2019. In: Badura B./ Ducki A./ Schröder H./ Klose J./ Meyer M. (Hrsg.): Fehlzeiten-Report 2020. Fehlzeiten-Report, S. 365-444. Berlin: Springer. [www document], https://doi.org/10.1007/978-3-662-61524-9_23, eingesehen am 28.06.2021.

Mojtahedzadeh, N./ Neumann, F. A./ Rohwer, E./ Augustin, M./ Zyriax, B. C./ Harth, V./ Mache, S. (2021): Betriebliche Gesundheitsförderung in der Pflege. Prävention und Gesundheitsförderung, 16(2), S. 163-169. [www document], https://link.springer.com/content/pdf/10.1007/s40664-020-00404-8.pdf, eingesehen am 13.05.2021.

Packebusch, L./Weber, B. (2001): Ohne Ältere geht's nicht – Mit Älteren auch nicht. In: Handwerkskammer Hamburg (2001): Zukunftsfähige Konzepte für das Handwerk zur Bewältigung des demographischen Wandels (Demographie und Erwerbsarbeit). Stuttgart: Fraunhofer IRB Verl. [www document], https://www.ssoar.info/ssoar/bitstream/handle/document/23655/ssoar-2001-zukunftsfahige_konzepte_fur_das_handwerk.pdf?sequence=1&isAllowed=y&lnkname=ssoar-2001-zukunftsfahige_konzepte_fur_das_handwerk.pdf, eingesehen am 15.06.2021.

Razum, O./Kolip, P. (2020): Handbuch Gesundheitswissenschaften. Weinheim: Beltz Verlagsgruppe.

Richter, G./ Mühlenbrock, I. (2018): Herausforderungen und Handlungsbedarfe einer alterns- und altersgerechten Arbeitsgestaltung. WSI-Mitteilungen, 71(1), S. 28-35. [www document], DOI: 10.5771/0342-300X-2018-1-28, eingesehen am 04.06.2021.

Rudow, B. (2014): Die gesunde Arbeit. München: De Gruyter Oldenbourg.

Schafmeister, S. (2019): Personalmanagement im Gesundheitswesen. utb GmbH.

Schulte, A. (2010): Arbeitsschutz und Gesundheitsförderung: Herausforderung und Chance für das Handwerk. In: Institut für Technik der Betriebsführung (Hrsg.): Arbeitsschutz und Gesundheitsförderung in Handwerksbetrieben. Beispiele guter Praxis. S. 9–12. München und Mering: Rainer Hampp.

Sprenger, G. (2018): Pay Flexibility in an Ageing Workforce: A Model of Pay for the German Building Trade. Doctoral dissertation. Gloucester: University of Gloucestershire.

Statistisches Bundesamt (2017): Bevölkerungsentwicklung in den Bundesländern bis 2060 - Ergebnisse der 13. koordinierten Bevölkerungsvorausberechnung - Aktualisierte Rechnung auf Basis 2015 - 2017 (destatis.de). [www document], https://www.destatis.de/DE/Themen/Gesellschaft-Umwelt/Bevoelkerung/Bevoelkerungsvorausberechnung/Publikationen/Downloads-Vorausberechnung/bevoelkerung-bundeslaender-2060-aktualisiert-5124207179004.pdf;jsessionid=74C494E17F8BD21E1B1EE-AFE597289D9.live731?__blob=publicationFile, eingesehen am 13.06.2021.

Statistisches Bundesamt (2019): Statistisches Jahrbuch Deutschland und Internationales 2019. [www document], https://www.destatis.de/DE/Themen/Querschnitt/Jahrbuch/statistisches-jahrbuch-2019-dl.pdf?__blob=publicationFile, eingesehen am 24.07.2021.

Statistisches Bundesamt (2020): Produzierendes Gewerbe - Unternehmen, tätige Personen und Umsatz im Handwerk - Jahresergebnisse. [www document], https://www.destatis.de/DE/Themen/Branchen-Unternehmen/Handwerk/Publikationen/Downloads-Handwerk/unternehmen-personen-umsatz-2040720187004.pdf;jsessionid=29B918FF47047F2CBB68BDB5ED2DAF96.live721?__blob=publicationFile, eingesehen am 13.06.2021.

Ulrich, R. (2020): Demografische Prozesse und Methoden in den Gesundheitswissenschaften. In: Razum, O./Kolip, P. (Hrsg.): Handbuch Gesundheitswissenschaften. Weinheim: Beltz Verlagsgruppe.

Veen, S. (2008): Demografischer Wandel, alternde Belegschaften und Betriebsproduktivität. München und Mering: Rainer Hampp Verlag.

Vetter, C./ Dieterich, C./ Acker, C. (2001): Krankheitsbedingte Fehlzeiten in der deutschen Wirtschaft. In: Badura, B./ Litsch, M./ Vetter, C. (Hrsg.): Fehlzeiten-Report 2000 – Zahlen, Daten, Analysen aus allen Branchen der Wirtschaft, S. 277-515. Berlin: Springer.

Wörmann, M./ Matzick, S./ Ammann, A. (2020): Gesundheit in der Arbeitswelt. Bielefeld: Universität Bielefeld.

ZDH Zentralverband des deutschen Handwerks (2018): Strukturumfrage im Handwerk - Ergebnisse einer Umfrage unter Handwerksbetrieben im dritten Quartal 2017. [www document], https://www.hwk-ff.de/wp-content/uploads/2018/03/180123_Bericht-Strukturumfrage.pdf, eingesehen am 13.06.2021.

ZDH Zentralverband des deutschen Handwerks (2021): Strukturumfrage 2013. Rimpler, R. (Referatsleitung): Unveröffentlichte Daten wurden der Autorin am 02.07.2021 zur Verfügung gestellt.

Zwahlen, M./ Steck, N./ Habermann-Horstmeier, L. (2021): Demografie. In: Egger, M./ Razum, O./ Rieder, A. (Hrsg.): Public health kompakt. 4. aktualisierte und erweiterte Auflage. Berlin: de Gruyter.

Anlage 1: Krankenstand im Bauhandwerk in % von 1994-2019

Jahr	Krankenstand in %
1994	6,5
1995	6,2
1996	5,9
1997	5,6
1998	5,8
1999	5,9
2000	5,9
2001	5,9
2002	5,7
2003	5,3
2004	4,8
2005	4,7
2006	4,4
2007	4,8
2008	4,9
2009	5,1
2010	5,1
2011	5,1
2012	5,3
2013	5,3
2014	5,5
2015	5,5
2016	5,5
2017	5,4
2018	5,5
2019	5,4

(Meyer et al. 2014, S. 334; Meyer et al. 2020, S. 380 ; eigene Darstellung)

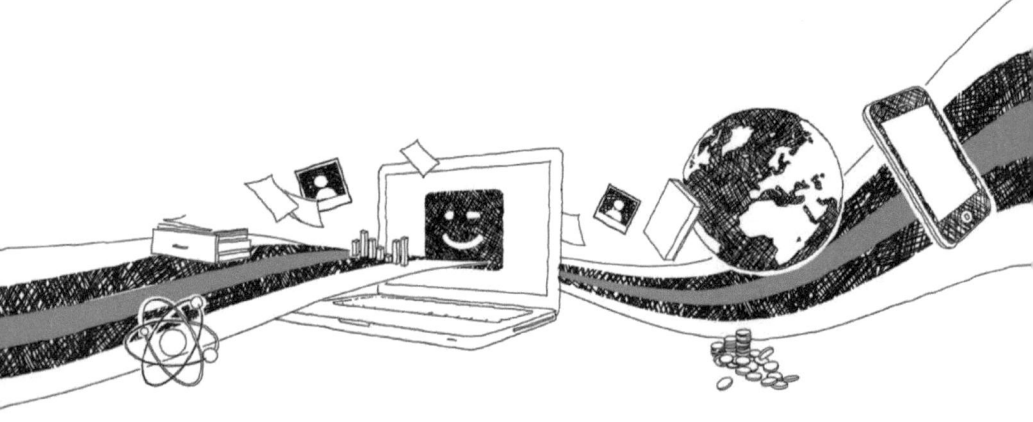
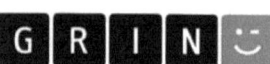

.